La Guía Completa de
Cuidado de los Pies
para Pacientes
Diabéticos

Estrategias integrales de cuidado y prevención de los pies para pacientes diabéticos con información de la epidemiología de la diabetes en los Estados Unidos

Martha Holzworth DPM FACFAS, DABPM

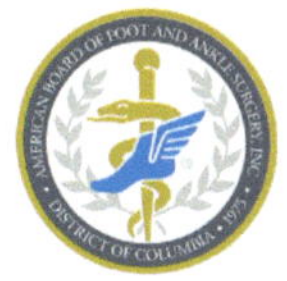
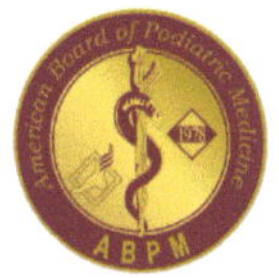

Dedicatoria

Este libro está dedicado a todas las personas en todo el mundo que viven con diabetes.

Espero que sirva como una guía para ayudarte a manejar tu salud, prevenir complicaciones y, evitar amputaciones del pie diabético.

Con el conocimiento y cuidado adecuados, juntos, podemos dar pasos hacia vidas más saludables y activas.

Descargo de responsabilidad

Esta información es un resumen general de diagnóstico, tratamiento y detalles de medicación. No es exhaustivo y deberá usarse como una guía para ayudar a los usuarios a entender o explorar opciones potenciales de diagnóstico y tratamiento. No cubre todas las condiciones, tratamientos, medicamentos, efectos secundarios o riesgos que pueden aplicarse a casos individuales. No pretende reemplazar el consejo médico profesional, el diagnóstico o el tratamiento basado en el examen y la evaluación de un proveedor de atención médica sobre las circunstancias únicas de un paciente. Los pacientes deben consultar a su proveedor de atención médica para obtener información completa sobre su salud, preocupaciones médicas y tratamientos disponibles, incluidos los riesgos y beneficios asociados con los medicamentos. Esta información no respalda ningún tratamiento o medicamento específico como seguro o efectivo para pacientes particulares.

TABLA DE CONTENIDOS

INTRODUCCIÓN

Por qué el cuidado de los pies es importante para las personas con diabetes

Si tienes diabetes, ya sabes que afecta muchas partes de tu vida. Pero, ¿sabías que también puede afectar tus pies de maneras que podrías no notar hasta que sea demasiado tarde? La diabetes puede causar problemas graves en tus pies, pero la buena noticia es que estos problemas son prevenibles con el conocimiento y cuidado adecuados. Este libro te guiará a través de todo lo que necesitas saber sobre cómo mantener tus pies saludables, mantenerte activo y buscar ayuda profesional cuando sea necesario.

Resumen del Libro

En este libro, cubriremos los conceptos básicos del cuidado del pie diabético, explicaremos por qué es importante y te guiaremos a través de los pasos que puedes seguir diariamente para proteger tus pies. También profundizaremos en problemas comunes de los pies, cómo reconocer señales tempranas de problemas y por qué ver a un podiatra es una de las cosas más importantes que puedes hacer por tu salud.

CAPÍTULO 1

COMPRENDIENDO LA DIABETES Y TUS PIES

¿Qué es la Diabetes?

Diabetes is a condition where your blood sugar levels are higher than normal. Over time, high blood sugar can damage various parts of your body, including your feet. The two main types of diabetes—Type 1 and Type 2—can both lead to nerve and blood vessel damage in your feet, increasing the risk of infections and complications.

El vínculo entre la diabetes y los problemas de pies

El azúcar en sangre alta puede causar dos problemas importantes en tus pies:

1.Neuropatía diabética: Esto es daño nervioso que afecta la sensación en tus pies. Puede que no sientas dolor si te lastimas el pie, lo que puede permitir que pequeños cortes o ampollas se conviertan en algo serio.

2. Pobre circulación: El azúcar en sangre alto puede dañar los vasos sanguíneos, reduciendo el flujo sanguíneo a tus pies. Sin un flujo sanguíneo adecuado, las lesiones tardan más en sanar y las infecciones se vuelven más comunes.

Estadísticas clave sobre el cuidado de pie diabético

- Las úlceras del pie diabético (UPDs) afectan a aproximadamente **18.6 millones de personas en todo el mundo, con 1.6 millones de casos en los EE. UU. anualmente. Casi 50% de estas úlceras se infectan, y aproximadamente 20% de las úlceras infectadas conducen a amputaciones parciales o totales del pie.**

- La neuropatía periférica es una causa significativa, afectando hasta **50%** de personas con úlceras de pie diabético.

- A nivel mundial, la incidencia de amputaciones de extremidades inferiores relacionadas con la diabetes está en aumento. En los EE. UU., la tasa de estas amputaciones entre diabéticos es aproximadamente **5.6 por cada 1,000 personas**, subrayando la necesidad crítica de estrategias efectivas de cuidado del pie estrategias

- La tasa de mortalidad a 5 años para individuos con una úlcera del pie diabético es aproximadamente **30%**, superando **70%** para aquellos con una amputación mayor.

CAPÍTULO 2

PROBLEMAS COMUNES EN LOS PIES EN LA DIABETES

Neuropatía diabética: Lo que necesitas saber

La neuropatía diabética es una complicación común de la diabetes, que afecta hasta **26% de las personas** con diabetes tipo 2 en el momento del diagnóstico. Los síntomas a menudo comienzan en los dedos de los pies y pueden incluir entumecimiento, hormigueo, ardor o dolor. A medida que avanza la condición, la sensación puede subir por las piernas.

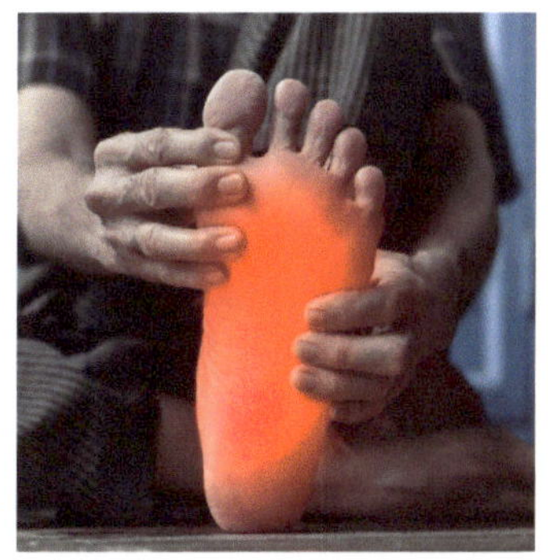

Úlceras en los pies e infecciones

Las úlceras del pie diabético se desarrollan cuando las lesiones o llagas pasan desapercibidas debido a la neuropatía. Casi **84%** de las amputaciones en personas con diabetes son precedidas por úlceras, y la tasa de mortalidad a 3 años para los que tienen úlceras en los pies es alrededor de **28%**, aumentando a casi **50%** entre aquellos que se someten a amputaciones.

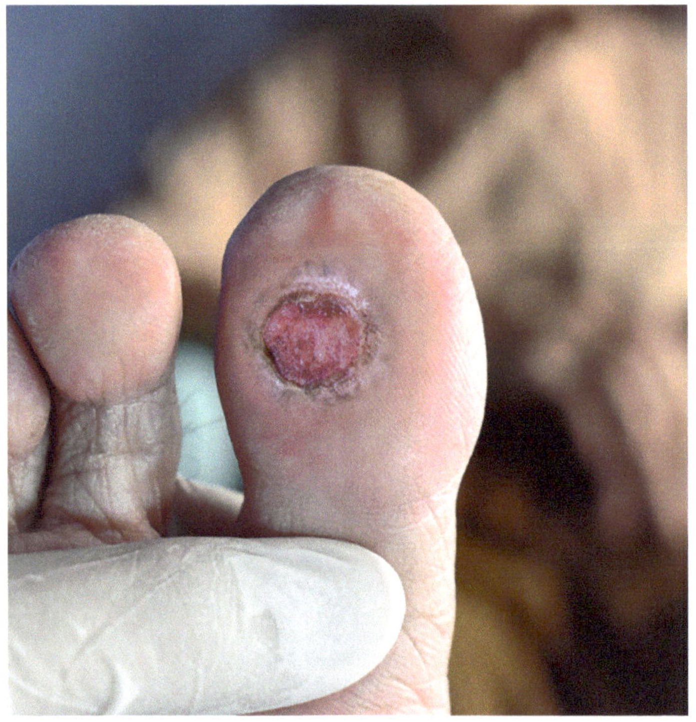

Deformidades y cambios en la forma del pie

El daño nervioso y la mala circulación también pueden llevar a deformidades como el "dedo en garra" o arcos colapsados, conocidos como **artropatía de Charcot.** Estos cambios dificultan encontrar zapatos que se ajusten correctamente y aumentan el riesgo de puntos de presión que pueden causar úlceras.

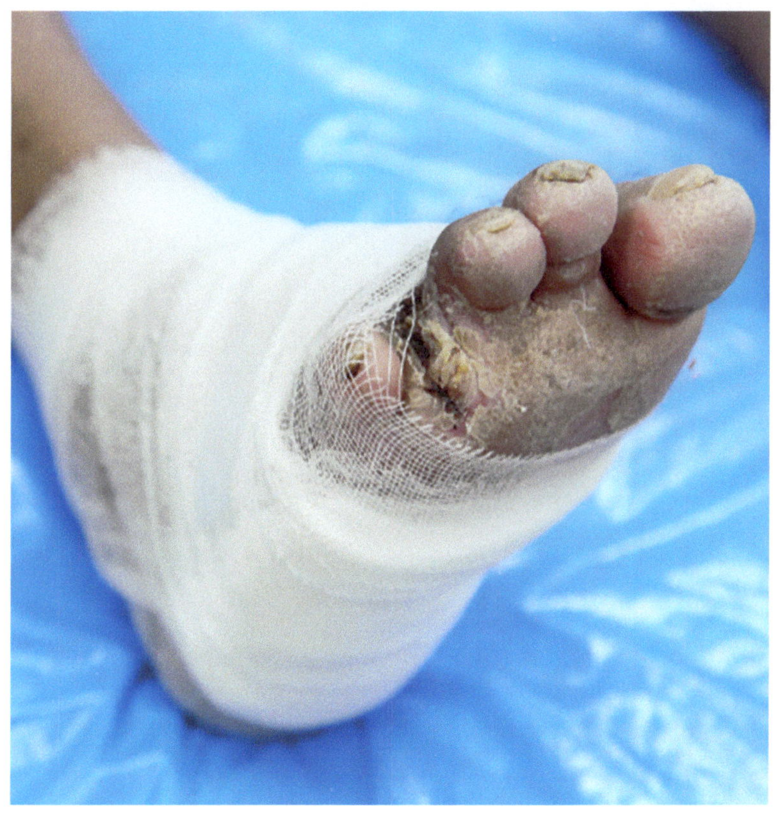

CAPÍTULO 3

LOS ESENCIALES DEL CUIDADO DE LOS PIES DIABÉTICOS

Rutina de cuidado diario de los pies

Para prevenir complicaciones, es importante establecer una rutina diaria de cuidado de los pies:

- **Lávate los pies** con agua tibia (no caliente) y jabón suave. Sécalos bien, especialmente entre los dedos de los pies.

- **Hidrata** tus pies pero evita las áreas entre los dedos para prevenir infecciones fúngicas.

- **Inspecciona tus pies** diariamente usando un espejo o pidiendo ayuda a alguien. Busca cortes, ampollas, enrojecimiento o hinchazón.

Eligiendo el calzado correcto

Usar calzado adecuado es esencial. El calzado adecuado reduce el riesgo de úlceras. Los diabéticos deben elegir zapatos que:

- Son acolchados y proporcionan suficiente espacio para que los dedos se muevan libremente.

- Tener una caja de puntera protectora y un contrafuerte firme para estabilizar el pie.

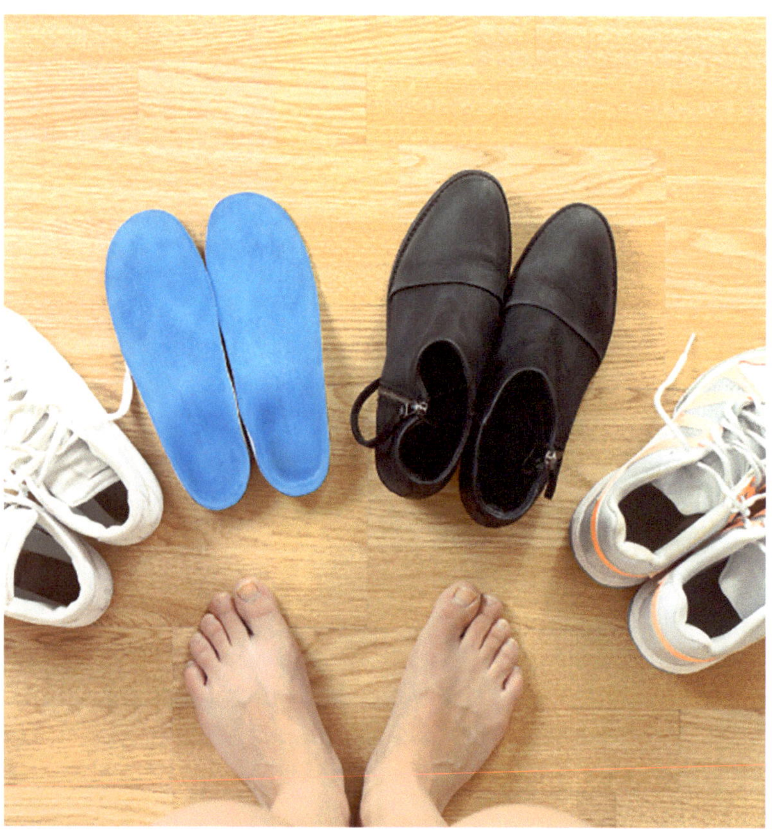

El papel del control del azúcar en la sangre

Gestionar tu nivel de azúcar en la sangre es una de las cosas más importantes que puedes hacer para prevenir complicaciones en los pies. Mantener los niveles de azúcar en sangre lo más cerca posible de tu rango objetivo reduce el riesgo de daño a los nervios y a los vasos sanguíneos.

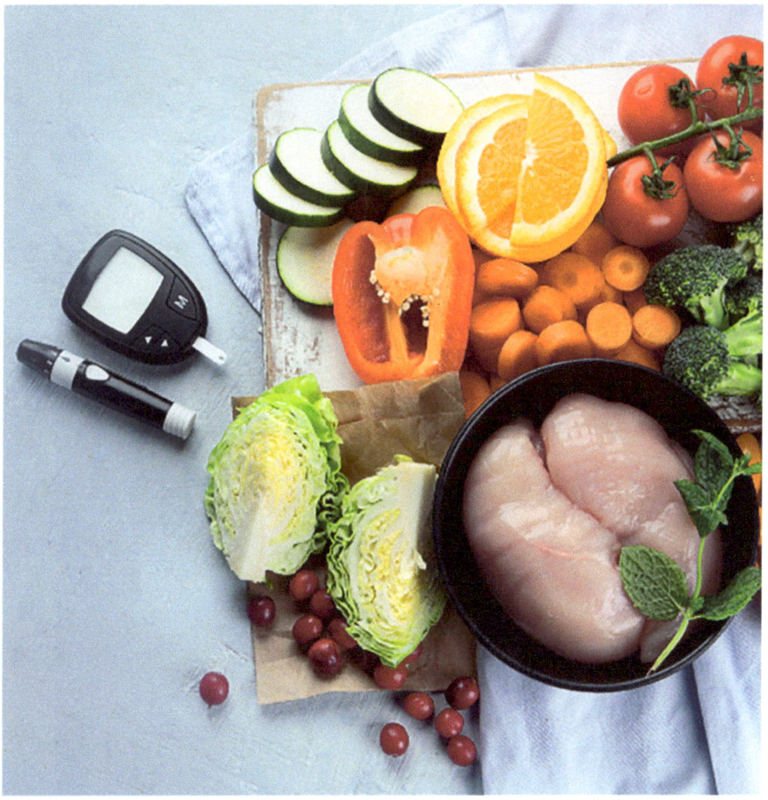

CAPÍTULO 4

PREVENIR COMPLICACIONES GRAVES

Recognizing Early Signs of Trouble

Algunas señales de advertencia tempranas incluyen:

- Entumecimiento o hormigueo en tus pies

- Enrojecimiento, hinchazón o ampollas

- Llagas que no sanan

Si notas alguno de estos signos, ve a un podólogo inmediatamente

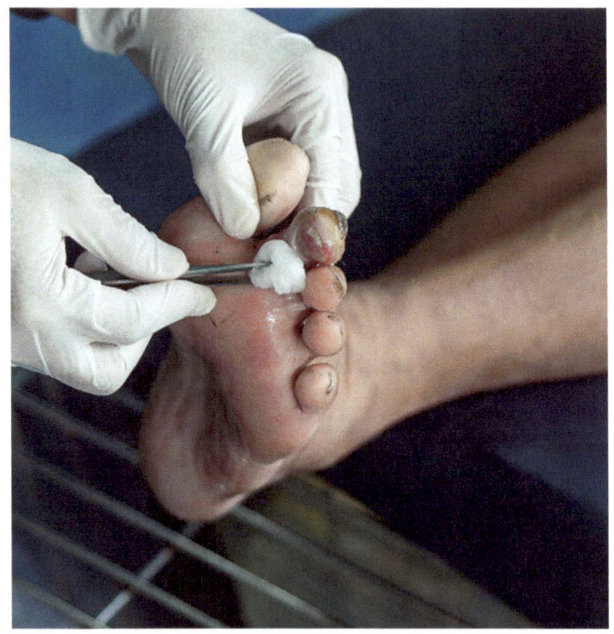

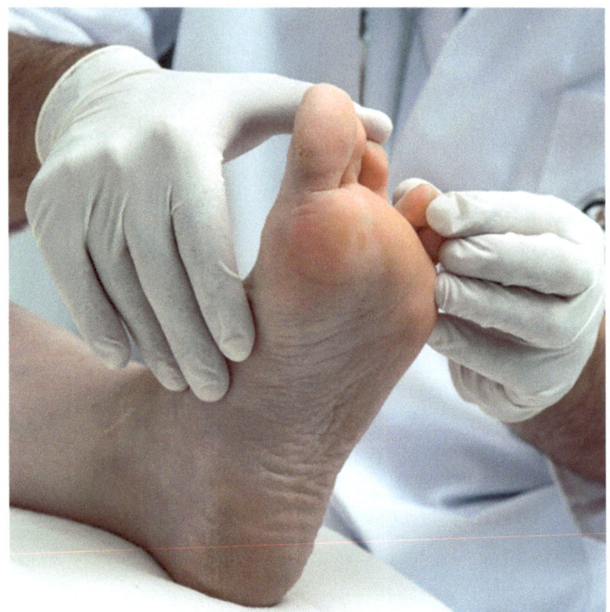

La importancia de ver a un Podólogo

Las visitas regulares a un podólogo son cruciales para mantener la salud del pie. Los podólogos pueden detectar problemas a tiempo, proporcionando atención especializada como la eliminación segura de durezas o callos, y recomendar calzado personalizado si es necesario. La investigación muestra que ver a un podólogo regularmente puede reducir el riesgo de amputación en un **50%**.

Consejos para reducir el riesgo

- **Usa calcetines y zapatos** en todo momento, aún en casa.

- **Evita caminar descalzo** para prevenir lesiones.

- **Dejar de fumar** para mejorar la circulación, ya que los fumadores tienen un mayor. riesgo de amputación.

La experiencia de los podólogos en la prevención de complicaciones diabéticas del pie

Como podólogos, estamos especialmente capacitados y acreditados como especialistas con la experiencia necesaria para prevenir complicaciones en los pies diabéticos, incluidas las amputaciones. En los Estados Unidos, nuestro viaje comienza completando un título de Doctor en Medicina Podológica (DPM , seguido de un riguroso programa de residencia de tres años especializado en cirugía de pie y tobillo y cuidado del pie diabético. Durante la residencia, recibimos formación avanzada en áreas como el manejo de heridas diabéticas, técnicas de salvamento de extremidades y cirugía reconstructiva, lo que nos capacita para identificar y manejar problemas del pie diabético de manera temprana. Muchos de nosotros buscamos una certificación adicional a través de organizaciones como la **American Board of Foot and Ankle Surgery (ABFAS) y el American Board of Podiatric Medicine (ABPM)**, demostrando nuestra experiencia en el manejo de condiciones complejas del pie y el tobillo. También somos expertos en el uso de herramientas de diagnóstico avanzadas, como evaluaciones vasculares y neurológicas, que nos permiten detectar problemas antes de que se conviertan en complicaciones graves como úlceras o amputaciones.

Nuestro impacto como podólogos en los EE. UU. es significativo. Los estudios muestran que las visitas regulares a un podólogo pueden reducir el riesgo de amputaciones de extremidades inferiores en pacientes diabéticos hasta un **85%.** Trabajamos como miembros integrales de equipos multidisciplinarios, colaborando con endocrinólogos, cirujanos vasculares y otros especialistas para proporcionar atención personalizada y completa a cada paciente.

Al enfatizar la prevención, la intervención temprana y la educación del paciente, desempeñamos un papel importante en la mejora de los resultados para las personas con diabetes, ayudándoles a mantener la movilidad y la calidad de vida.

Programas para los pies

Riesgo de amputación Inferior en un 45%

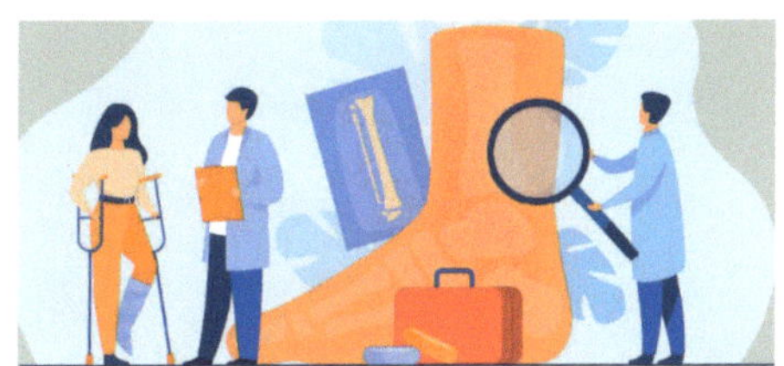

Los programas de atención pediátrica pueden incluir:

- Evaluación de riesgo

- Educación del cuidado de los pies

- Tratamiento de problemas del pie

Therapeutic Footwear

Lower Foot Ulcers risk by 12% & Amputations by 18% After 2 Years

A study investigated the effects of therapeutic footwear on diabetic complications, specifically foot ulcers and amputations, among patients with Type 2 Diabetes Mellitus. The research included a sample of 26,437 individuals and monitored their outcomes for both one and two years after they received the therapeutic shoes.

Plantillas Ortopédicas Personalizadas

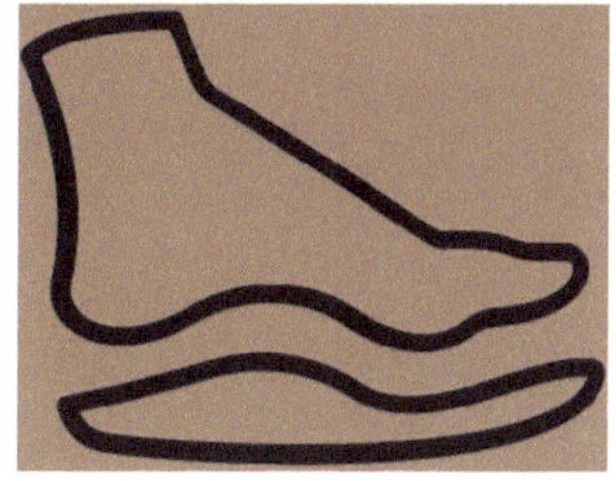

Reducción de reulceraciones de pie en un 12% & Amputaciones a 18% Después de 2 años

7% tasa de reulceraciones antes de tratamiento

54% tasa de amputación antes de tratamiento

CAPÍTULO 5

CUIDADO AVANZADO Y OPCIONES DE TRATAMIENTO

Qué esperar durante los exámenes de pie

Los exámenes rutinarios de los pies implican verificar problemas de circulación y la función nerviosa utilizando herramientas como una prueba de monofilamento. Esto permite la detección temprana de la neuropatía diabética y la PAD.

Tu podólogo :

- Verificará el flujo sanguíneo y la función nerviosa en tus pies.

- Buscará cambios en el color de la piel, la textura o temperatura.

- Recomendará pruebas como un examen de monofilamento o una prueba de diapasón para evaluar el daño nervioso.

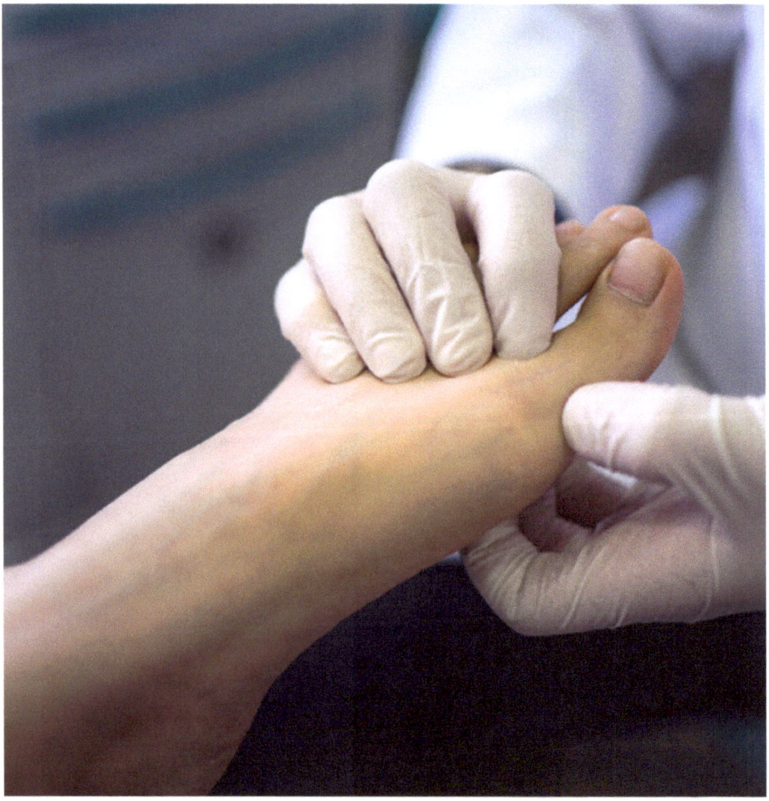

Tratamientos para la neuropatía diabética

Los tratamientos efectivos incluyen:

Medicamentos: Gabapentina o duloxetina. Otras opciones incluyen antidepresivos tricíclicos y parche de lidocaína. Estos tratamientos pueden ayudar a controlar el dolor, pero manejar su nivel de azúcar en la sangre sigue siendo clave. Crema tópica como dolor.

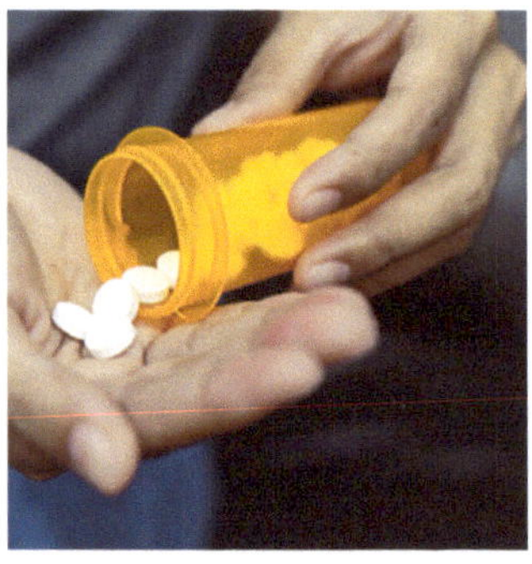

La terapia física y el ejercicio pueden mejorar el flujo sanguíneo y reducir el dolor. Estimulación nerviosa electrónica transcutánea- terapia (TENS), hipnosis, entrenamiento de relajación, entrenamiento de biofeedback- y acupuntura también pueden ayudar.

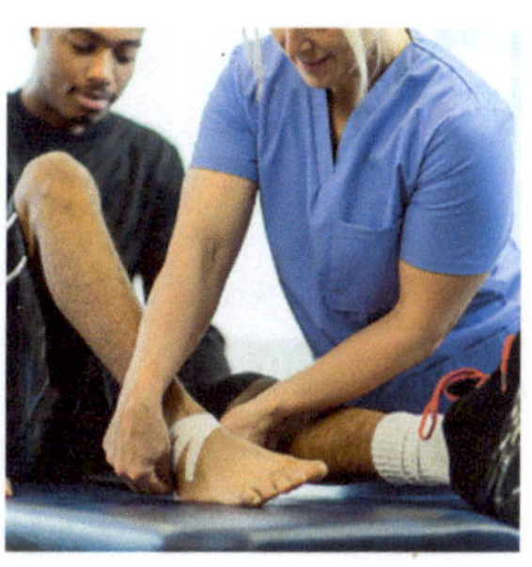

Opciones quirúrgicas para casos

Las opciones quirúrgicas pueden ser necesarias si una úlcera o infección no sana. Los procedimientos varían desde limpiar la herida hasta eliminar tejido infectado o, en casos severos, amputación

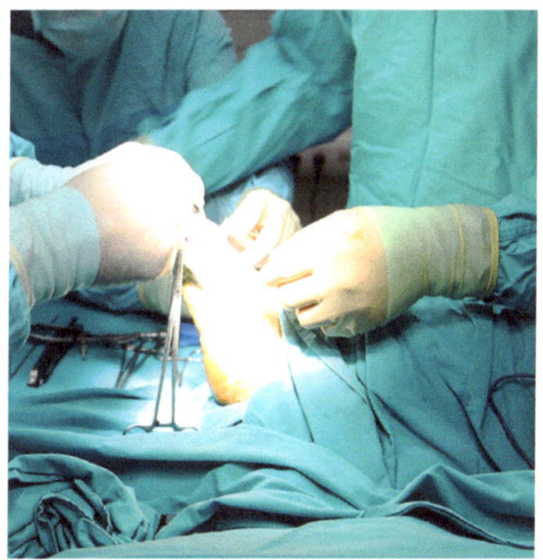

- **Desbridamiento de heridas** Eliminar el tejido muerto o infectado de la herida mejora la curación y promueve el crecimiento de tejido sano.

- **Piel injertada:** Reemplazando la piel dañada o faltante con un injerto, ya sea tomado de otra parte del cuerpo del paciente (como el muslo) o de un donante. Esto ayuda a restaurar la barrera de la piel, promueve la curación y reduce el riesgo de infección.

- **Cirugía Vascular:** Restaurando el flujo sanguíneo adecuado a la herida área, que apoya la curación y mejora la salud de la piel circundante.

- **Desgaste o eliminación de hueso:** Abordar deformidades óseas como los dedos en martillo, espolones óseos o juanetes para reducir la presión en áreas cercanas y prevenir complicaciones adicionales.

- **Cirugía reconstructiva para deformidades del pie:** Corregir problemas como pies planos o arcos altos para redistribuir la presión de forma más uniforme a lo largo del pie y prevenir la formación de úlceras.

- **Realineación o fusión Articular:** Corregir las anomalías biomecánicas que causan presión excesiva, reduciendo así el riesgo de heridas.

- **Alargamiento del tendón:** Reducir la tensión en el pie para aliviar la presión sobre las úlceras, ayudar en la curación o prevenir la formación de nuevas.

- **Amputación:** En casos donde el daño tisular es severo o una infección no responde a otros tratamientos, puede ser necesaria la amputación de un dedo del pie o parte del pie. El equipo de atención prioriza todas las demás opciones para salvar extremidades antes de recomendar este paso.

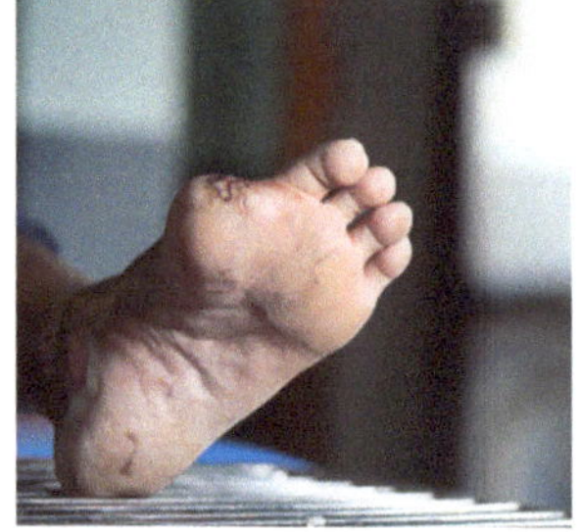

Artropatía de Charcot

La artropatía de Charcot es una afección grave del pie a menudo relacionada con la diabetes. En sus primeras etapas, puede que no duela mucho, pero podrías notar hinchazón y enrojecimiento en tu pie. Esta hinchazón es una señal de advertencia, incluso si no sientes mucho dolor. Las personas a veces lo confunden con otros problemas, como una infección o irritación de la piel. Lo complicado es que la piel de tu pie puede parecer normal, aunque estén ocurriendo cambios dentro de los huesos.

Tratamiento no quirúrgico

Cuando la artropatía de Charcot se detecta a tiempo, los médicos suelen poner el pie en un yeso para mantenerlo estable y reducir la hinchazón. Esto ayuda a proteger los huesos mientras comienzan a sanar. Una vez que la hinchazón disminuya y los huesos comiencen a fusionarse, los médicos podrían sugerir usar botas a medida o zapatos para diabéticos. Estos zapatos especiales ayudan a proteger el pie de las úlceras que podrían no sanar. Dado que algunas personas con diabetes tienen deformidades en los pies, los zapatos regulares pueden no ajustarse bien, por lo que se requiere zapatos a medida.

Tratamiento quirúrgico

Si la forma de tu pie hace probable que se formen úlceras, o si los zapatos especiales no funcionan, puede que se requiera una cirugía. La cirugía también es necesaria cuando hay fracturas o dislocaciones inestables que necesitan ser reparadas. Si hay grandes protuberancias óseas en la parte inferior de tu pie, se puede realizar una cirugía para eliminarlas si ajustar tus zapatos no es suficiente. El tipo específico de cirugía depende de cuán estables estén los huesos y las articulaciones de tu pie.

Neuroartropatía de Charcot

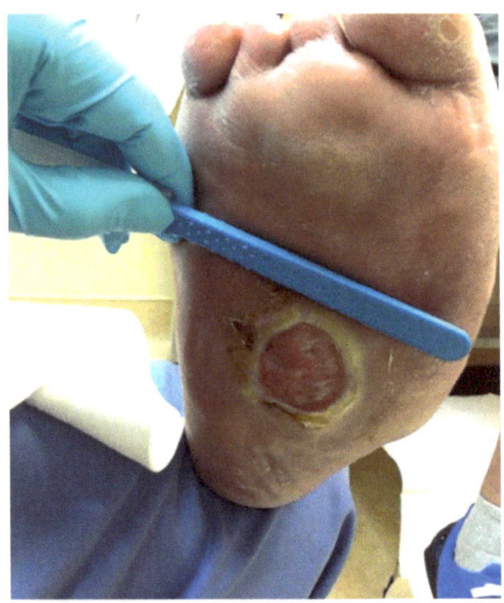

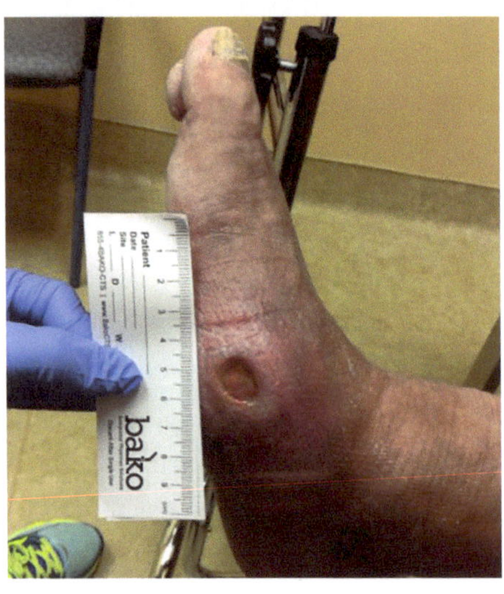

Neuroartropatía de Charcot

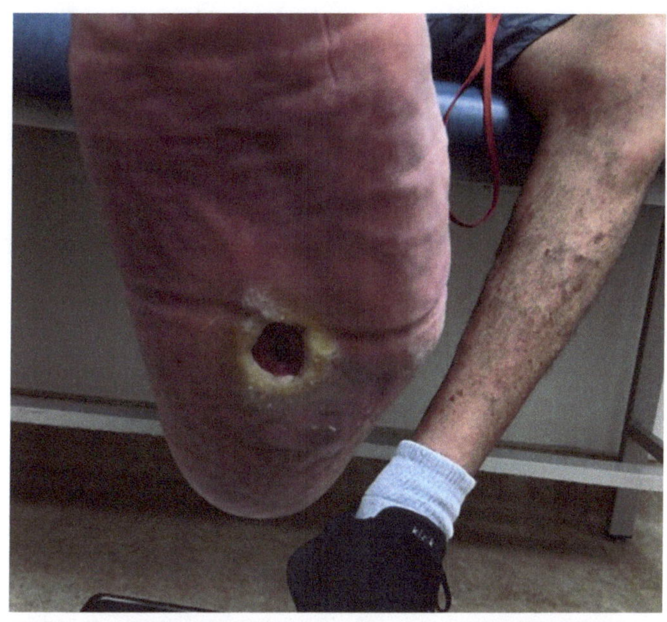

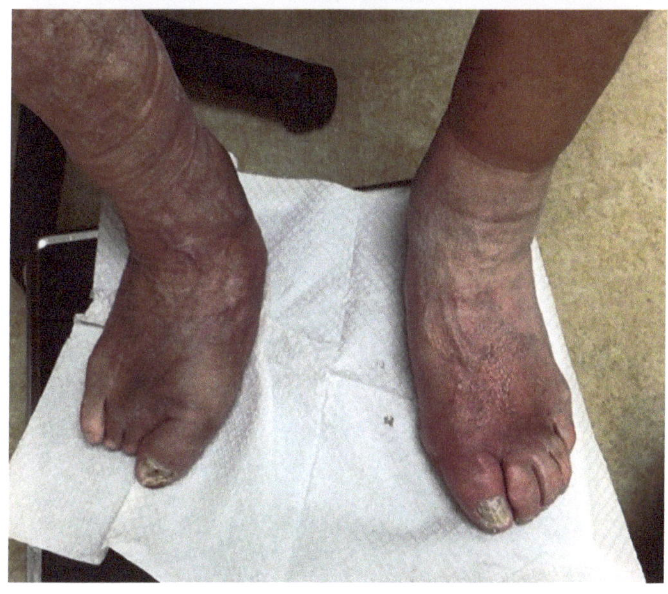

CONCLUSIÓN

Manteniéndote activo y saludable con diabetes

Al cuidar de tus pies y manejar tu diabetes, puedes mantenerte activo y evitar complicaciones. Recuerda que una rutina diaria de cuidado de los pies y visitas regulares a un podólogo son tu mejor defensa contra los problemas del pie diabético.

El cuidado de los pies y la actividad física van de la mano

El papel de la atención profesional en la salud del pie

Ver a un podólogo es esencial para prevenir complicaciones graves. Están entrenados para identificar problemas temprano y proporcionar la mejor atención posible. Juntos, tú y tu equipo de atención médica pueden mantener tus pies saludables de por vida.

Con el cuidado y la vigilancia adecuados, puedes proteger tus pies y mantener un estilo de vida saludable y activo.

REFERENCIAS

1. Wexler, D.J., MD, MSc, Nathan, D.M., MD & Rubinow, K., MD (2023). *Foot care for people with diabetes*. Última fecha de actualización 1 de febrero, 2023 Literature review current through September 2024

2. Feldman, E.L., MD, PhD, Shefner, J.M., MD, PhD & Goddeau, R.P. Jr, DO, FAHA. (2022). *Diabetic neuropathy*. Actualizado Última actualización el 5 de diciembre de 2022. Revisión bibliográfica actualizada hasta septiembre de 2024.

3. Wexler, D.J., MD, MSc, Nathan, D.M., MD, & Rubinow, K., MD (2023). *Patient education: Foot care for people with diabetes* Actualizado. Última actualización el 1 de febrero de 2023. Revisión bibliográfica actualizada hasta septiembre de 2024.

4. American Diabetes Association. Diabetes Care Statistics.

5. Feldman, E.L., et al. Neuropatía diabética: A Position Statement by the American Diabetes Association.

6. American Diabetes Association. Epidemiology of Diabetic Foot Ulcers and Amputations.

7. JAMA Network. Diabetic Foot Ulcers: Statistics and Management Approaches.

8. Pataky, Z., van Netten, J.J., & Rasmussen, A. (2023). Introduction: Optimizing Diabetic Foot Care Through Therapeutic Interventions. In *Advances in Diabetic Foot Management* (pp. 1-15). Springer, Cham.

9. UT Southwestern Medical Center. (n.d.). *Diabetic foot ulcers: When is surgery necessary?* Retrieved from https://utswmed.org/medblog/diabetic-foot-ulcers-surgery/.

10. Diabetes Care. (2004). *Effectiveness of Diabetic Therapeutic Footwear in the Prevention of Reulceration*. Revistas de la diabetes Extraído de https://diabetesjournals.org/care/article/27/7/1774/24763/Effectiveness-of-Diabetic-Therapeutic-Footwear-in.

11. Mendes, K.D.S., Silveira, R.C.C.P., & Galvão, C.M. (2019). Evaluation of the use of therapeutic footwear in people with diabetes mellitus – a scoping review. *Journal of Diabetes & Metabolic Disorders*, 18, 737-748.

12. Bus, S.A., van Netten, J.J., Lavery, L.A., Monteiro-Soares, M., Rasmussen, A., Jubiz, Y., & Price, P.E. (2011). Evaluation and Optimization of Therapeutic

Footwear for Neuropathic Diabetic Foot Patients Using In-Shoe Plantar Pressure Analysis. *Diabetes Care*, 34(7), 1595-1600.

13. Armstrong, D.G., Tan, T.W., Boulton, A.J.M., & Bus, S.A. (2023). Diabetic Foot Ulcers: A Review. *JAMA*, 330(1), 62-75. https://doi.org/10.1001/jama.2023.10578.

AGRADECIMIENTOS

Me gustaría expresar mi más profundo agradecimiento a mi esposo e hijos por su apoyo y amor inquebrantables a lo largo de este viaje. Tu aliento ha sido mi mayor fortaleza.

También me gustaría extender mi más profundo agradecimiento a mis colegas del Boca Raton Orthopaedic Group por su apoyo inquebrantable y colaboración. Trabajar junto a un equipo tan dedicado y talentoso ha sido invaluable para proporcionar el más alto nivel de atención a nuestros pacientes. Tu experiencia, aliento y compromiso con la excelencia han jugado un papel significativo en mi crecimiento profesional, y siempre estaré agradecido de haber sido parte de este grupo excepcional.

Por último, a mis pacientes, gracias por confiar en mí mientras navegábamos juntos por problemas complejos de pies diabéticos. Tu valentía y resiliencia me han inspirado en cada paso del camino. Este libro es para ti y para todos aquellos que luchan por una mejor salud.

SOBRA LA AUTORA

Dra. Martha Holzworth (Huertas), DPM, FACFAS, DABPM, es una podóloga certificada por la junta que se especializa en cirugía de pie y tobillo con sede en Boca Ratón, FL. Ella obtuvo su título de Doctor en Medicina Podológica de la Universidad Barry y completó una extensa residencia en reconstrucción de pies y tobillos en el Centro Médico JFK. Durante su formación, adquirió experiencia en la reconstrucción del pie plano, el manejo de traumas, la salvaguarda de extremidades diabéticas y técnicas avanzadas de cuidado de heridas.

Con más de una década de experiencia, la Dra. Holzworth ha trabajado en roles clínicos y de liderazgo. Como Asociada Médica en el Grupo Ortopédico de Boca Ratón, colabora con un equipo multidisciplinario para proporcionar atención integral a diversas condiciones del pie y del tobillo. Su enfoque enfatiza tanto soluciones quirúrgicas como no quirúrgicas, adaptadas para ayudar a los pacientes a lograr resultados óptimos y regresar a sus estilos de vida activos. Ella es la fundadora de Stride Forward Medical Group en Boca Ratón, Florida, EE. UU.

Como maratonista, la Dra. Holzworth entiende la importancia de la movilidad y de mantenerse activo. Ella se dedica a empoderar a sus pacientes para mantener su bienestar a través de tratamientos basados en evidencia y atención preventiva. Ella habla tanto inglés como español, y está comprometida a servir a una población de pacientes diversa y a mejorar la vida de aquellos que manejan condiciones complejas en los pies.

www.ingramcontent.com/pod-product-compliance
Lightning Source LLC
Chambersburg PA
CBHW040241240726
48664CB00001B/216